GUÉRISON

CONSIDÉRÉE GÉNÉRALEMENT

COMME MIRACULEUSE

D'AMBROISINE LIÈGE

DITE

LA SAINTE

DE VIRONCHAUX.

ABBEVILLE,

IMPRIMERIE DE C. PAILLART.

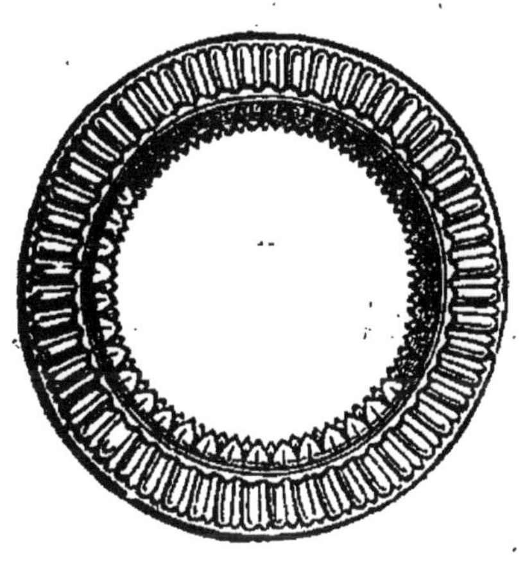

NOTICE

SUR

LA MALADIE ET LA GUÉRISON

D'AMBROISINE LIÉGE,

DE VIRONCHAUX.

HYSTÉRIE, LÉTHARGIE, ABSTINENCE D'ALIMENS SOLIDES.

Par AMÉDÉE RIDOULT,

MÉDECIN A CRÉCY.

Felix qui potuit rerum cognoscere causas.
VIRGILE.

ABBEVILLE,

IMPRIMERIE DE C. PAILLART.

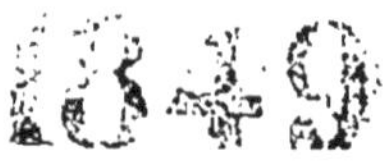

INTRODUCTION.

Celui qui, sur le chemin de Jéricho, rendit la vue à un aveugle-né avec un peu de boue, a permis que je fusse témoin de la guérison d'une pauvre jeune fille que tout le monde connaît sous le nom de *Sainte de Vironchaux*, au moment où sa famille lui donnait une petite cuillerée à café d'eau claire par jour et faisait une neuvaine à Notre-Dame de la Sallette. J'ai hésité pendant plusieurs mois, avant de donner de la publicité à cette cure vraiment extraordinaire; mais le récit inexact que l'on se plaît à en propager, ne me permet pas de garder plus long-temps le silence. Comme médecin de la demoiselle Liège depuis bientôt dix ans, je me crois obligé, envers mes confrères qui ont bien voulu la visiter pendant sa longue léthargie, envers un public nombreux qui, pendant sept années, lui a donné tant de marques de bienveillance, de raconter aujourd'hui son long martyre et son heureuse guérison.

A. RIDOULT.

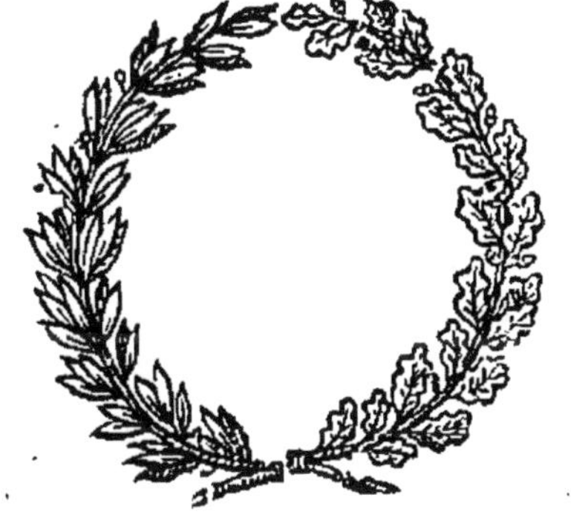

NOTICE

SUR LA MALADIE ET LA GUÉRISON

D'AMBROISINE LIÈGE.

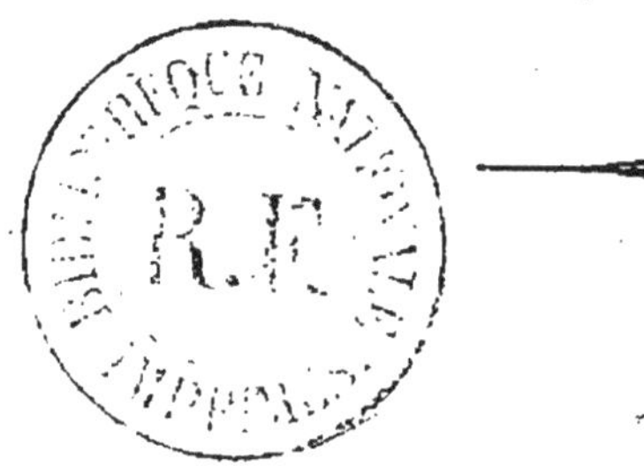

Près du bourg de Crécy, sur la rive droite de la Maye, au sommet d'une colline, se trouve un vaste plateau occupé par le village de Vironchaux. Trois rues principales traversent cette commune. Ambroisine Liège habite la plus longue : sa maison est une chaumière proprement bâtie, avec une petite cour carrée, close en avant par une haie vive et une barrière blanche. L'intérieur est divisé en une cuisine et deux chambres : dans celle située à droite se trouvent deux lits, dans l'un desquels a vécu, pendant sept ans et neuf mois, une jeune fille candide et bonne, étrangère à tous les bruits que l'on propageait sur son compte. Plongée dans l'immobilité la plus complète, privée de tous ses sens, elle reconnaît à peine aujourd'hui sa mère et ne reconnaît pas son médecin ni les compagnes de son enfance : sa sœur même qui, pendant ce temps, avait résolu de coucher près d'elle et qui n'y avait jamais manqué, fut très-surprise de lui entendre dire, il y a quelques jours, qu'elle *n'en savait rien*.

Ambroisine Liège est âgée d'environ 35 ans, d'une constitution forte, d'un tempérament nerveux et sanguin. Elle a joui d'une bonne santé jusqu'à l'âge de vingt-quatre ans. A cette époque, elle eut un rhumatisme articulaire aigu, qui céda à un traitement antiphlogistique. Elle était naturellement très-timide, marchait souvent les yeux baissés, et ses joues se coloraient à la moindre question qu'on lui adressait. Ce fut après une vive frayeur, le 8 décembre 1839, qu'elle eut sa première attaque d'hystérie; elle se renouvela chaque mois jusqu'au mois d'octobre 1840. Dès ce moment, je fus appelé à lui donner mes soins. La malade avait de fortes secousses qui commençaient à six heures du soir: elle tombait dans un état convulsif, ses membres se raidissaient, ses yeux se tournaient vers le plafond, trois personnes avaient de la peine à la contenir; une demi-heure après, elle devenait immobile et demeurait dans cette position jusqu'au lendemain à midi. Il y avait perte complète des sens et de l'entendement, palpitations du cœur, constriction du larynx et de la poitrine. Je lui ai pratiqué une saignée du bras au milieu de la nuit, elle n'a pas senti la piqûre de la lancette; je lui ai fait mettre de l'eau presque bouillante sur les pieds, elle n'a pas retiré ses jambes. Depuis le mois d'octobre, elle eut ses attaques tous les jours jusqu'au mois de mars 1841; elle retrouva alors un peu de calme, se traîna péniblement avec deux béquilles dans son jardin, prit un peu d'alimens, de légers potages au gras, de la soupe au lait. Mais à la fin de septembre de la même année, sans aucune cause appréciable, elle fut reprise tout-à-coup de nouvelles convulsions, tomba sans connaissance à trois heures du soir pour ne se réveiller que le lendemain à onze heures du matin. Pendant onze mois, elle eut des attaques de vingt heures de durée, et ne vécut réellement que quatre heures par jour; mais ici commence une nouvelle période de la maladie. La jeune fille, qui prenait encore une livre de pain blanc par semaine dans ses potages et causait encore avec son médecin, ses parens et ses amis à voix très-basse, il est vrai, pendant quatre heures chaque jour, tomba tout-à-coup, au mois de janvier 1843, dans un état de mort apparente : les joues pâles, les extrémités froides, le pouls devint petit, mou, faible; on l'assit dans son lit; sa voix et sa vue s'éteignirent, l'écume lui vint à la bouche; on crut qu'elle allait rendre le dernier soupir. Elle ne mourut point, cependant; mais elle ne s'éveilla pas le lendemain à midi, comme elle en avait l'habitude, ni la semaine, ni même l'année suivante. Elle ne sortit de sa léthargie que le 10 juin 1849, à huit heures du matin, après avoir passé six ans et cinq mois dans cet état.

Dans quelle position trouvait-on la malade pendant ces six années, lorsque les habitans des villes et des villages accouraient de dix lieues à la ronde pour la visiter? Elle était assise, plutôt que couchée, sur son lit, sur un plan incliné, appuyée sur la joue droite par de nombreux coussins et oreillers; la tête était penchée sur la poitrine. La face a toujours été légèrement colorée; elle devenait même vermeille quand un trop grand nombre de personnes se pressaient dans sa chambre. Les paupières étaient closes, mais en les relevant avec le doigt, on remarquait un mouvement convulsif du globe de l'œil, de dehors en dedans et de dedans en dehors. La maigreur n'était pas extrême :

la malade avait encore une petite couche de tissu cellulaire graisseux sur les joues et sur la poitrine : j'ai vu des malades beaucoup plus maigres après trois mois de maladie. Les bras étaient croisés sur la poitrine, les cuisses fléchies sur le basin, et les jambes fléchies sur les cuisses. Il me fut impossible d'allonger les membres inférieurs ainsi contractés. Tous les sens étaient paralysés : la malade était aveugle, sourde, muette ; elle ne sentait pas les piqûres de la lancette en aucune partie du corps, ni la chaleur de l'eau presque bouillante. La respiration ne laissait entendre qu'un murmure faible et lent ; les battemens du cœur étaient imperceptibles, et cependant le pouls était régulier, mais ralenti, ne donnant que quarante-cinq pulsations à la minute. L'immobilité était complète : on pouvait passer plusieurs heures et même plusieurs jours près d'elle, sans lui voir faire un seul mouvement.

La digestion mérite une place à part dans l'histoire d'Ambroisine Liège. L'abstinence complète d'alimens solides, dans laquelle elle a vécu, a beaucoup préoccupé les savans et les médecins qui l'ont visitée pendant ces longues années. Est-il possible, disait-on dès la troisième année, qu'une personne puisse vivre si long-temps avec quelques cuillerées d'eau ferrée par jour ? Ne pourrait-on pas lui donner du pain pendant la nuit et de l'eau pendant le jour ? Si la malade avait pu avaler une seule fois du pain, même délayé très-menu dans du bouillon, en ma présence, j'aurais pu croire à cette supposition ; mais les efforts que je lui ai vu faire pour avaler un peu d'eau ferrée ou un peu de bouillon de poulet, dont elle rendait toujours une partie, ne me laissent aucun doute à cet égard. Pendant deux ans, j'ai visité la fille Liège à chaque heure du jour ou de la nuit, lorsque la curiosité publique n'était pas encore éveillée sur elle, et j'ai toujours observé la même chose. Aucune personne de Vironchaux n'a pu lui faire rien prendre en l'absence de ses parens : elle était souvent seule, et on a pu l'essayer. Évidemment l'appareil digestif de la malade doit être dans un état de rétrécissement qui l'empêchera encore long-temps de prendre des alimens solides. Tout le monde sait qu'elle n'allait à la garde-robe que tous les deux mois et qu'elle n'urinait qu'une fois ou deux chaque semaine. J'ai suivi les progrès de la maladie pendant dix ans, j'ai vu la malade vivre de deux légers potages pendant cinq mois ; puis, à une époque où elle sortait de sa léthargie, tous les jours à midi, elle n'en prit plus qu'un seul par jour pendant onze mois. Enfin, l'état d'immobilité et de sommeil étant devenu continu, elle cessa tout-à-fait d'avaler du pain, et l'on fut obligé de substituer le bouillon de poulet au bouillon de bœuf, et de lui donner uniquement de l'eau sucrée, ferrée et rougie, à la dose de six à huit cuillerées par jour.

La science possède-t-elle des exemples d'attaques d'hystérie si longues, avec abstinence d'alimens solides si long-temps prolongée? Je ne le pense pas. Il n'est pas facile d'assigner le terme au bout duquel l'homme adulte, soumis à une abstinence complète, peut succomber. L'un peut mourir au dixième jour et l'autre aller jusqu'au vingtième et au-delà. Une mélancolique a jeûné quatorze jours. Au rapport de Plot, une fille noble, dans l'indigence, soutint l'abstinence pendant soixante-dix-huit jours, pour ne pas avouer sa pauvreté; elle prenait du suc de citron.

Le docteur Mercier, de Paris, a rapporté, il y a deux ans, dans l'*Abeille Médicale*, l'histoire d'une servante qui, à la suite d'une gastrite chronique, a vécu pendant deux ans avec un litre de bière par jour, en continuant son ouvrage; elle existe peut-être encore aujourd'hui. Haller et les anciens auteurs fourmillent d'exemples d'abstinence prolongée, depuis une année jusqu'à dix, mais ils manquent de détail et laissent beaucoup à désirer.

L'histoire d'Ambroisine Liège, comme léthargie et abstinence d'alimens solides, est la plus curieuse que je connaisse à notre époque; elle peut être prouvée par le témoignage des personnes les plus recommandables de la commune, du canton et des petites villes voisines. La famille Liège est la plus honnête que je connaisse; elle n'a jamais spéculé sur le malheur de cette pauvre fille, comme on a bien voulu le dire, et la somme fabuleuse qu'elle a reçue, pendant trois ans, ne s'élève pas à trois cents francs, j'en suis certain.

Il me reste à traiter de la guérison d'Ambroisine Liège, car l'amélioration qu'elle éprouve est si grande, que je ne doute pas qu'elle ne guérisse bientôt. Je me borne à raconter les faits tels qu'ils se sont passés, sans aborder la question religieuse, que d'autres traiteront avec plus de talent que moi, quand un plus grand nombre d'observations viendra prouver, à la France incrédule du XIXe siècle, que l'on peut encore avoir recours au Dieu de ses pères et dire, comme au temps d'Ambroise Paré : *Je le pansai et Dieu le guarit.*

Le vendredi 8 juin, la malade prit une cuillerée à café d'eau de Notre-Dame de la Sallette, en même temps que l'on commençait une neuvaine à l'église pour elle. Le lendemain samedi, nouvelle prise d'eau, nouvelle prière. Le troisième jour, le dimanche 10 juin, la malade commença à saigner du nez à cinq heures du matin jusqu'à neuf heures; elle perdit environ un verre de sang. A huit heures du matin, elle fit un mouvement des lèvres, comme si elle avait voulu parler ; elle fit un mouvement semblable à chaque question qu'on lui adressa dans la journée, comme si elle avait voulu répondre à voix basse. Le jour suivant, elle faisait remuer mieux la tête et les bras. Le mardi 12, elle éprouva une détente générale dans les articulations des membres, allongea les jambes et les cuisses, et le mercredi 13, elle pria sa mère de la lever. Elle ne pouvait guère rester alors sur son séant, car à peine lui avait-on retiré les oreillers, qu'elle se laissait tomber la tête sur les genoux, et il fallait de grandes précautions pour la maintenir debout avec ses deux béquilles; les reins surtout supportaient mal le poids du corps, et il lui fallait un point d'appui sur les deux mains pour faire quelques pas.

J'eus occasion de la revoir le 22 juin, dix jours après cette amélioration. J'interrogeai les différens sens : elle vit bien ma main fermée d'abord, ouverte ensuite ; elle entendit les questions que je lui fis, mais ne reconnut pas ma voix. Sa mère lui dit que j'étais le médecin qui l'avait traitée pendant sa longue maladie et que je m'intéressais beaucoup à elle. Elle avait alors ma main dans la sienne, elle me la serra trois fois avec affection et reconnaissance.

Maintenant, elle se lève seule, marche sans bâton, répond à haute et intelligible voix à ceux qui lui parlent ; elle assiste à la messe tous les dimanches et se transporte à l'église, située à un kilomètre et demi de sa maison, appuyée, il est vrai, au bras de sa sœur; elle lit la messe dans son livre de prières. Mais une chose remarquable, c'est qu'on ne peut encore lui faire prendre que de la fécule ou du salep dans un peu de bouillon de poulet ; elle ne peut pas encore avaler de pain. Sa figure n'est pas plus colorée que pendant sa léthargie, quoique ses forces augmentent de jour en jour.

La guérison de la malade est-elle spontanée ou due à l'usage de l'eau de Notre-Dame de la Sallette? Les uns soutiendront la première opinion, les autres la seconde. Comme médecin, je dois embrasser la première; comme chrétien, je dois croire à la seconde. Je ne puis, du reste, m'empêcher d'admirer la bonté de l'Auteur de toutes choses, qui rend la santé à cette pauvre fille au moment où sa famille adresse ses prières à la Mère du Christ.

FIN.

Abbeville, imp. de C. Paillart, rue de l'Hôtel-de-Ville.

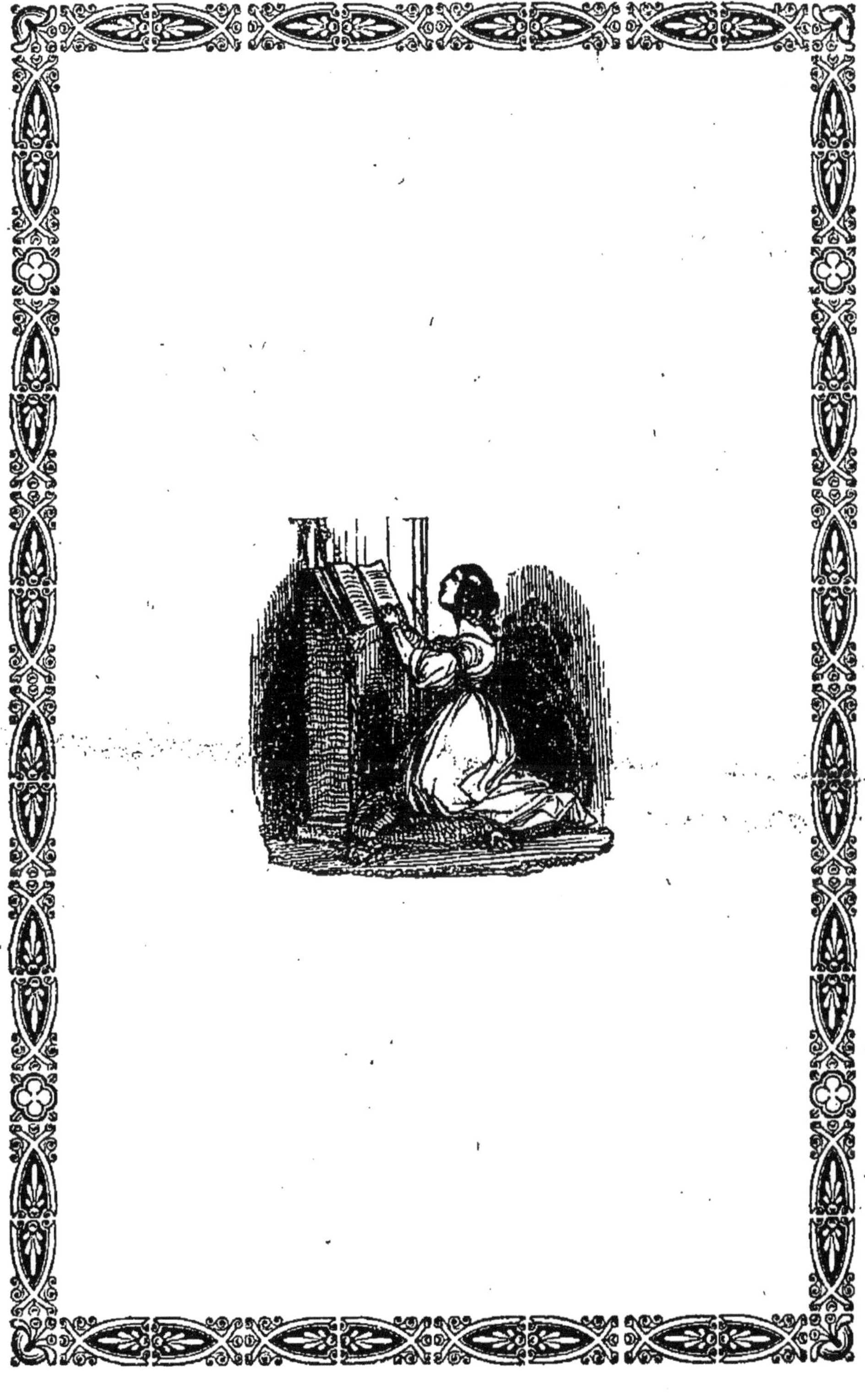

www.ingramcontent.com/pod-product-compliance
Ingram Content Group UK Ltd.
Pitfield, Milton Keynes, MK11 3LW, UK
UKHW021040200726
13857UKWH00005B/1838